* Artrit*

BÄSTA råd- och hjälp NATURLIGA ALTERNATIV BEHANDLING.

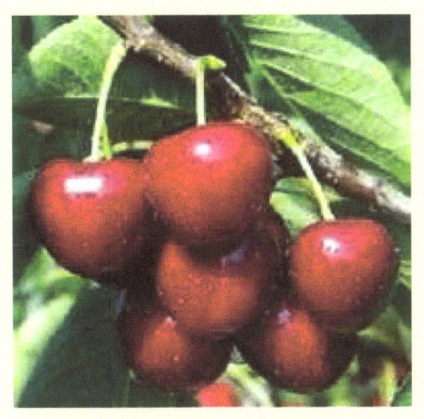

Skriven av: SHEILA BER- Naturopathic konsult.

KOMMA IGÅNG:

Jag är en Microbiological och kemiska teknikspecialist, arbetar som konsult på Naturopathic.

Jag skriver denna bok för att ge råd och hjälp att behandla och förebygga artrit och relaterade problem genom att ta bort orsakerna, i stället för att ta itu med problemet bara.

Det finns många interna och externa faktorer som påverkar den kroppen och påverkar hur du känner, tycker, Act, äta. Dessa är alla manifesteras ofta gånger även i x-ray smärta som orsakar onödigt lidande.

Mycket av de råd som avses i den här boken är från min micro-biologiska och kemiska bakgrund och från min egen personliga erfarenhet.

Jag ägna boken till båda mina söner: Bernard och Philip. Särskilt också till alla som söker enkla, naturliga och effektiv behandling att eliminera symptom och röntgen den smärta som är associerade med den.

INDEX:

Det finns många typer av artrit, mellan artros och reumatoid artrit. Artros kännetecknas av slitage av brosk. Reumatoid artrit, är å andra sidan, inflammation i lederna get en viral infektion eller autoimmun reaktion.

Även om den verkliga orsaken till artrit är fortfarande inte helt känd, flera tänkbara orsaker kan vara att: skador, infektioner, onormal metabolism och en överfunktion immunsystemet.

Av olika skäl inriktas därför behandling program på de särskilda skäl.

Artrit vanliga symptom är: smärta, feber, gemensamma styvhet, värme, rodnad och svullnad.

Missbildningar kan också orsakas av de begränsade gemensamma funktionerna. Om vänster obehandlad, andra organ som njurar, hjärta och lungor, kan få påverkas.

MITT BÄSTA RÅD TILL DIG:

Grundläggande skäl bidrar till artrit är som följande:

1) **Hög mikrobiell aktivitet**, som leder till inflammation.

Ta livsförmåga ! De har många hälsofördelar, och de bidrar till att bekämpa och eliminera de mikrober som orsakar inflammation.

Ta bort dagligen! **Kemiska och mikrobiella Toxiner cirkulera i din kropp influenser din del negativa, orsakar inflammation, smärta och svullnad. Dagliga avlägsnandet hjälp minska alla dessa symptom.**

2) den <u>mekaniska åtgärder</u> i lederna och brosk erosion.
Brosk fungerar som isolering mellan benen. Orsakerna varierar och inkluderar nötning: konstant, felaktig användning eller felaktig användning av den lederna, vilket ökar risken för skador på dem.
Minimera, klädd i högklackade. Bära bekväma skor som ger dig ett lämpligt stöd.
Tjeckerna balans också din kropp. Obalanserad kropp påverkar hur du promenad, och därmed också påverkar den mekaniska funktionen av dina knän.

Om du känner att du saknar balans, se en kiropraktor eller en fysisk terapeut. Du kan justera din sadel och innehar regelbundet.

* Övning: Gör dagliga övningar inom din bekväma gränser, med en liten utmaning eller oppositionen, kommer att hjälpa dig bygga uthållighet, balans och rörlighet.

Se instruktion # 10 nedan för mer information.

3) <u>Tryck</u> -trycket från den tunga vikten på lederna, särskilt knän, kan bidra till ytterligare skada och erosion av brosk, senor och ben.Inte bära tunga vikter. Hantera vikt, som du känner är lätta och kommer inte utöva påtryckningar på knä.

Knä genomföra stor del av din kroppsvikt.

Om du är överviktig, kommer du att få mycket för att förlora vikt som känns bekvämt för dig, och som gynnar också dina knän och andra leder.

4) <u>Temperatur</u> *-hålla din lederna, särskilt knäna i sval varma och kalla årstider.*
Knän är mycket känsliga för kyla. Kall temperatur och stelnar, förvärrar och alla andra samlingar, vilket leder till inflammation och smärta, speciellt om du redan lider av viss grad av artrit.

<u>Lösning</u> *: Bära leg för barn som kan dras över knä, dag och natt för att se till att de hålls ständigt hot!*

* Du kan hämta de akryl leg för barn på de flesta Dollarama butiker, till ett mycket lågt pris.

Anmärkning: hålla knät varm när den omgivande temperaturen är mindre än 15 ∘ C, gör en värld av skillnad hur knä känna!

5) <u>Fuktighet</u> -höga luftfuktigheten i luft och lägre lufttryck representerar ogynnsam miljö för röntgen sjukdom.

* Ta hand om din lederna, särskilt knän, genom att tillämpa en barriär i området vid lederna.

<u>Lösning</u> : En lämplig barriär kan vara någon vanlig, hälsosam matolja, Almond, druvmust frön, senap eller även rapsolja.
Massage på en daglig basis, någon av ovanstående på det gemensamma området i några sekunder. Oljan kommer att lämna ett lager som kommer att hålla fukt ut.

Dessutom, oljor, som är rika på antioxidanter, när inträngande huden kommer att ge din

lederna med utmärkt hälsa fördelar och behövs mycket smörjning.

6) <u>Imbalanced organ pH.</u> Ditt blod pH måste vara något alkaliskt, och om det är sura, ger upphov till högre mikrobiell aktivitet i din kropp, syre frihetsberövande, alltså högre nivå, inflammation, som manifesteras på många sätt. Totala pH har ett betydande inflytande på alla fogar, organ, blodkärl, vävnader, hormoner, kort sagt alla organ system.
Sura pH tillskrivs <u>hög</u> konsumtion av socker/carbs, proteiner, oljor och fetter och stress.

Gör följande om du vill alkalize dagligen : Ta 1/2 tsk stuprör (Arm & Hammer) i 1 kopp vatten med 1 tablet kalium. Du kan behöva upprepa ovanstående 2 - 3 gånger om dagen så att din kropp blir svagt alkalisk: pH 7,0-7, 5.

Du kan testa din kropp pH, kan du enkelt testa pH-värdet i din urin, som följande:

Ett enkelt test görs med en bomull svabb (belagda med gurkmeja och har ljus gul färg) och placeras under strömmen av urin.

Om pH-värdet är sur, det kommer att vara gul, och om det är alkalisk, färgen på en bomull svabb visas i färger som sträcker sig från orange till rött vin färg.

Orange till rött vin, är de färger som du bör Hämta. Om du ser omedelbart gul på din bomull svabb, alkalize, genom att ta din stuprör, dryck, som beskrivs ovan.

** För att förbereda din Q-Tips för testet, gör följande enkla steg: i en liten behållare, sätta flera matskedar av gnugga alkohol (S.D.M apotek.).

Mix: 1/2 tesked gurkmeja pulver. Blanda väl. Doppa 10-20 Q-Tips i blandningen.

Låt torka över en papperslapp. Skär dem i 1/2, så att du kan använda båda ändar för flera tester. Har du en månads leverans att göra dina dagliga pH test.

7) **_Elektrolyt obalans_** -om din elektrolyt kroppsvätskor inte är balanserade, konduktivitet i din lederna inte är optimal. Vilket resulterar i mindre av följande: blodcirkulationen, syre, näringsämnen och energi.

Att balansera din elektrolyt tar dagligen: Multi-minerals och även 1 kalium 99 mg tabletter-1-2 x dagligen.

8) **_Diet_** -kost, som består av överdriven socker, kolhydrater och skräpmat,
Den innehåller också ohälsosamma oljor och fetter som kan vara skadliga och giftiga för din lederna och kroppen i allmänhet.

Kost hög socker i någon form, inbegripet kolhydrater (carbs), foder de anaeroba bakterierna och jäst i din kropp, att multiplicera dem och öka den mikrobiella nivån, vilket leder till inflammation och smärta, därför erosion av lederna brosk och ben.

Minska ditt intag av socker/carbs!

* Anmärkning: Honung (monosackarider) måttlig är bra.
Det bryts och får absorberas snabbare och ger mindre tid för mikrober till foder och multiplicera.

Honung kan användas i kaffe, te, bakning och mer.

Det lagras i rumstemperatur, men måste hanteras noggrant använder alltid rena redskap under användning, för att hindra mikrobiell kontaminering.

9) <u>**mentala tillstånd**</u> *-om du upplever stress, det är extrem, eller om dina känslor som fluktuerar av kontroll. Det är individuellt, och varje person som är extrema varierar med deras klara möjligheter.*

Hitta positiva sätt att hantera det, och inte låta det dröja, eftersom det är skadligt för din hälsa och ditt förband kommer att känna det!

Stress omvandlar kroppen pH till sura som följande:

Ökade STRESS + SURA KOST + Toxiner =
Ökad organ syror = låg SURA Tel.

ÖKAD SURHETSGRAD = HÖGRE
MIKROBIELL NIVÅ.

MIKROBIELL HÖGRE = ÖKAD
INFLAMMATION OCH SMÄRTA!

STÖRRE AVKOPPLING = MINSKADE
ORGAN SURHETSGRAD.

MINSKADE SYROR = MINSKAD
INFLAMMATION OCH SMÄRTA!

ALKALIZE DAGLIGEN! Se satsen # 6 ovan.

När kroppen pH-värdet är mycket sura, som hämmar den normala metaboliska verksamhet, vilket leder till inflammation och smärta.

* Kroppen syror finns i blod och urin och saliv.

För att ARRESTERA av ARTRIT i din LEDERNA, vidta följande dagligen:

1) GLS-500 -(Glucosamine sulfate) eller GLS-1000, 1 kapsel-2 x dagligen.
Du kan ta GLS med mat, om upplever något obehag.
* Ge det tid för att få full effekt: 3-4 veckor!

2) Boswellia - en antiinflammatoriska örter som är mycket effektivt 1 tablett 2 x per dag.

3) MSM - 1000 mg.-utmärkt att minska smärta och inflammation. Ta 1 kapsel 2 x en dag. Ökad smärta och inflammation, kan du säkert ta 1-6 kapslar 3 x per dag, helst på tom mage.

4) Multi-Vitamin,

5) B-komplex -1 tablett 1-2 x dagligen, med mat som hjälper med stress.

6) Vitamin D3 -4,000-6 000 IU caplets, 2 x dagligen, tagit med Omega olja/lin olja för maximala absorption. Vitamin D är en steroid antiinflammatoriska.

Det är mycket bra speciellt i högre koncentration för att hålla inflammation.

Det hävdar friska ben och balanserad sköldkörteln. Vitamin D3 kan vara säkert, upp till 10 000 IE per dag. Förbättrad hälsa och minskad inflammation, märkte omedelbart.

7) beta karoten -1 caplet 2 x per dag, med mat. Det hjälper till att motverka inflammation!!! Det omvandlas till vitamin a, och lagras i levern.

8) Torsk lever olja , Cod lever olja är starkt anti-irriterande som hög i följande: vitamin A & D, omega-3, EPA och DHA.

Olja har många hälsofördelar. Jag kan inte betona nog hur användbart det är i att minska inflammation och smärta i den Joints, liksom i hela kroppen.

Ta 2-4 Matsked flytande olja per dag,
före eller efter måltider.
Torsken lever olja minskar också kroppen
kolesterol nivå hjälper klart inflammation från
lungorna, och det lindrar symptomen på
depression!

9) Aspirin - 81 mg överdrag -även varannan dag.
Ta med mat bara! Det är mycket effektivt för att
minska inflammation.

Du kan kontrollera detta genom att kontrollera
ditt blod ESR (greve sedimentering rate) nivå,
när du tar ett blodprov.

10) Kalcium citrat -denna form är mer
resorberbara. Ta 1 200-1, 500 mg per dag, med
C-vitamin, till ytterligare stöd absorption, att
behålla starka ben.

11) Enzymer – de främjar bättre ämnesomsättning Och stöd i matsmältningen. Enzym behandlingar för att bota tekniker artrit länge har producerat mer positiva resultat.

Användning av <u>Proteolytiska enzymer</u> som Serrapeptase har visat att dessa enzymer är kunna Lös döda eller ärrvävnad utan att skada friska levande vävnad.

De är mycket säkrare alternativ för steroida och icke-steroida inflammatoriska läkemedel s nder som USAID. De också anses ett <u>säkrare alternativ</u> över en exotiska behandling.

12) Koenzym Q10 – nukleotider är nödvändiga organiska föreningar bifogas med enzymer som katalyserar alla reaktioner.

Koenzym Q10 att stimulera immunsystemet, och hjälper till med produktion av energi.

13) **Cherry** *– berry är mycket användbara i sänka inflammation, och de är rika i många vitaminer, inklusive A, C och kalium. De minska organ surhetsgrad. Du kan få dem färska eller i annan form. Cherry sirap späds med 1 glas vatten är också bra.*

14) **Koppar armband***-koppar tros ha antioxidant egenskaper som förhindrar fria radikaler skadar lederna. Koppar är gradvis absorberas genom huden, lindra smärta.*

Du kan bära det dag och natt. det fungerar!

*15) **Motion & Yoga** -du måste utöva dagligen, 15-20 minuter, för att hålla din lederna, dina muskler få stiff. Om du inte gör detta, du kommer att uppleva dålig rörlighet.*

När du mobilisera dina leder och muskler, eller driva din hemligheter viktiga biokemiska smörjmedel kroppsvätskor, som gradvis hjälper dig att uppnå optimal rörlighet.

<u>Anmärkning</u> Även om du upplever stor smärta :, gör ditt bästa för att utöva. Du kommer att så småningom känner bättre först senare som smärtan tillgodoses!

Smörjmedel, vätskor långsamt gör det enklare att utöva. Om du är i extrem smärta, kan du ta Tylenol, 1/2 timme före träningspass.

Yoga *-Gör även 10-15 minuter en dag, liggande på ryggen bekvämt, kommer att ge dig många hälsofördelar, yoga, fysiskt, mentalt och andligen.*

Du kan kolla några av övningarna i följande webbplatser:

http://www.eHow.com/way_5344176_top-Yoga-Exercises-hip-Pain.html

och

http://www.LIVESTRONG.com/article/419696-Gentle-Exercises-När-liggande-down /

Jag hoppas du hittar den ovanstående informationen mycket användbar.

BER SHEILA, 2012.

Ansvarsfriskrivning

SHEILA BER BIOGRAFI   2012.

Professional:

Jag är en **Microbiological och kemiska teknikspecialist**, arbetar som **Naturopathic konsult**. Jag arbetade i mikrobiologi och kemi, för ungefär 12 år i läkemedel, kosmetika och toiletry industrier.

Jag började som en mikrobiologisk eller kemisk analytiker. Jag körde:
kemisk och mikrobiologisk analys av råmaterial, färdiga produkter, mängd förpackningsmaterial och deras förenlighet med olika kommittéer av de färdiga produkterna.

Kemisk analys tester utfördes med uppdaterad tekniskt avancerade instrument som spektrofotometern och andra apparater.

Mikrobiologiska undersökningar inklusive inkubation av tester och mikroskopiska studier av olika bakterier, jäst och svamp.

Jag var också inblandad i forskning & utveckling och formuleringar av många olika produkter. Jag har gjort många formuleringar och ändrat några närhelst det behövs.

Jag har avancerade flera år senare, till en högre position med titeln av kvalitetskontroll Manager.

Mitt arbete som ingår:

1) kvalitetskontroll av råmaterial, färdiga produkter, förpackningar.

2) Jag var ansvarig för att hantera och stödja laboratoriepersonal.

*3 Dessutom utfört inspektioner vid ordet)
produktionsanläggningar, utrustning inklusive
ventilationssystem, och andra system. Månatliga
rapportering på resultat, mina rekommendationer och
genomförandet av de nödvändiga korrigerande
åtgärderna.*

*4) kommunikation med Health Canada, i synnerhet för
att uppnå sina föreskrivande godkännanden för nya
patent och nya produkter. Att förse dem med
dokumentation och Belastningsbesvär information av
de som är inblandade i alla formuleringar.
Jag haft oerhört alla ovanstående aktiviteter.
Det är mycket tekniskt engagerade arbete mycket
intressant och utmanande.*

Personligen:

*Jag är generellt lite okonventionella, även om som blir
äldre, jag blir lite mer konventionella. Jag gillar saker
bara enkel, okomplicerad!*

Jag hjälper människor. Jag försöker visa saker, situationer ur olika perspektiv.
Jag avstå från att döma andra, men måste veta alla fakta och orsakerna till deras specifika beteenden, tankar och handlingar innan bilda något yttrande. Jag tar allt med en nypa salt, alltid vistelse varning och försiktig.

Livet har sina upp och nedgångar, men jag alltid försöker hålla sig flytande. Experimentet är nyckelordet!

Jag ofta kontrollera mina förväntningar och kan sänka dem ibland att hålla saker och ting i perspektiv.

Vid 20 års ålder har jag avslutat 2 års tjänstgöring i armén, fylla positionen för Sergeant. Det var verkligen en stor livserfarenhet för mig.

Jag har två vuxit upp söner. Jag älskar dem väldigt dyrt!

Jag tycker om att bli en omtänksam mor inte är alltid perfekt, med utrymme för förbättringar.

UTBILDNING:

Jag har examen med **utmärkelser i vetenskap,** *och med* **åtskillnad i fysik.**

Seneca College
Microbiological/Kemiteknik

Tekniska skolan
Arkitektur/mekanisk utarbetandet

Skolan av redovisningsuppgifter
Allmän redovisning,

YRKE:

För närvarande arbetar jag som Naturopathic konsult.

SYSSELSÄTTNING HISTORIA:

NARKOTIKA TRADING COMPANY-Toronto
Microbiological och kemiska Teknikspecialist

Fabergé-Toronto
Kontrollaboratoriet/kvalitetschef

REVLON-Toronto
Kontrollaboratoriet/kvalitetschef

ACCENTURE Business för verktyg-Toronto
Bokföring/Administration

I bodde i:
1) Toronto, Kanada.

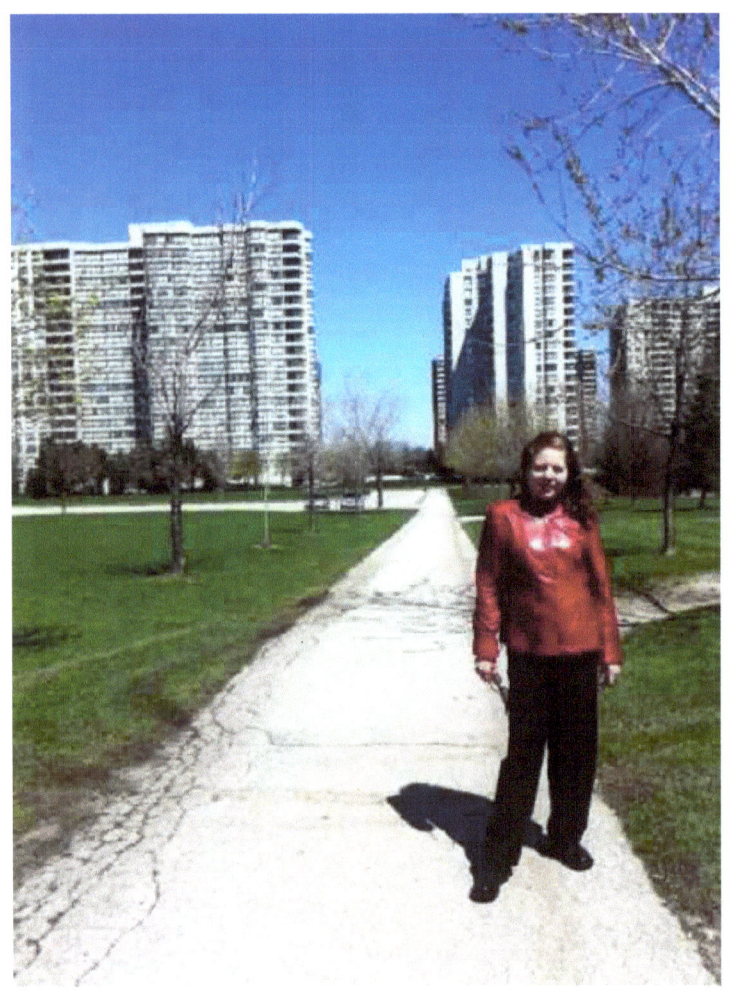

SHEILA BER, 2012.

(SHULLA)

Ansvarsfriskrivning.

ALKALIZE *och överleva!*